NOTICE

SUR

LE TRAITEMENT DE LA GALE,

AU MOYEN

DE BAINS SULFUREUX;

Par J. F. N. JADELOT,

MÉDECIN DE L'HÔPITAL DES ENFANS, MEMBRE DE LA SOCIÉTÉ
DE LA FACULTÉ DE MÉDECINE DE PARIS, ANCIEN MÉDECIN
DES ARMÉES.

Imprimée par ordre de S. Exc. le Ministre-Directeur de
l'Administration de la Guerre, Ministre d'État.

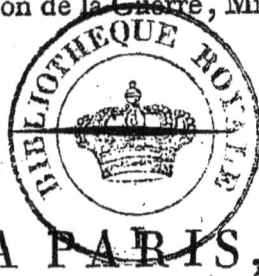

A PARIS,

CHEZ { MIGNERET, Imprimeur, rue du Dragon, N.° 20;
CROULLEBOIS, Libraire, rue des Mathurins.

1813.

Cette Notice, demandée par le Ministre-Directeur de l'Administration de la Guerre, d'après
un rapport fait à Son Excellence, par M. le baron
Percy Inspecteur général du Service de Santé des
Armées, a été imprimée à la suite de ce rapport,
et adressée à MM. les Officiers de Santé des armées.

NOTICE

SUR

LE TRAITEMENT DE LA GALE,

AU MOYEN

DE BAINS SULFUREUX;

Exposition du procédé.

Il consiste uniquement dans l'usage de bains entiers chauds, d'une heure, à la température de vingt-neuf degrés du thermomètre de *Réaumur*, dans lesquels on fait dissoudre du sulfure de potasse concret, dans la proportion d'un gramme (20 grains) par litre d'eau; c'est-à-dire, d'un hectogramme et cinq décagrammes (4 à 5 onces) pour un bain ordinaire contenant cent cinquante litres d'eau.

On ne fait prendre aucun autre médicament. Huit de ces bains suffisent ordinairement pour guérir la gale; en sorte que la durée moyenne du traitement est de huit jours, en donnant un bain chaque jour, et qu'elle n'est que de quatre à cinq jours, si on fait prendre un bain matin et soir.

Quelquefois la guérison est complète après deux ou trois bains.

Efficacité et sûreté du procédé.

Son efficacité pour guérir la gale, sa sûreté, et même son utilité pour la santé en général, ont été reconnues et constatées par une très-longue expérience.

Je l'ai employé exclusivement, depuis le mois de juillet 1810, contre cette maladie, dans l'hôpital des Enfans à Paris, où l'application en a été faite à plus de seize cents individus attaqués de toute sorte de gales. Il est de fait qu'il a procuré la guérison de tous, de ceux même chez lesquels la maladie avait résisté à d'autres traitemens; que ces galeux ont été guéris plus vîte, avec moins de désagrément pour eux, et avec plus d'économie pour l'administration, que par les moyens généralement usités. Cette méthode a réussi avec une constance et une sûreté qu'on ne trouve que dans bien peu de remèdes; c'est même sur les gales anciennes, à grosses pustules en suppuration, avec inflammation et gonflement douloureux, grande altération de la peau et pru-

rit insupportable, que ses effets curatifs ont été
les plus frappans (1).

Mon collègue M. *Mongenot*, et plusieurs
autres médecins et chirurgiens éclairés qui
avaient été témoins de ces heureux résultats,
ont mis la même méthode en pratique, dans
différens hôpitaux, depuis le commencement
de l'année 1813.

Ainsi, MM. *Genouville* et *Larmet* l'ont employée à l'hôpital militaire de l'Oursine, à
Paris, sous les yeux de M. le baron *Percy* (2).
M. *Pierre* l'a éprouvée dans l'hôpital du Val-
de-Grâce.

Ces praticiens, secondés par l'administration
et par des pharmaciens zélés, ont guéri de la
gale, de cette manière, un grand nombre de
personnes des deux sexes et de tout âge. Les
observations que quelques-uns d'entr'eux ont
bien voulu me communiquer, d'après leur
expérience particulière, qui s'étendait à plus
de huit cents malades, se sont trouvées entièrement conformes à celles que j'avais recueil-
lies.

On n'exposera pas ici la manière dont ce

---

(1) *Voyez* le Bulletin de la Société de la Faculté de
Médecine de Paris, N.º II, 1813.

(2) *Voyez* le Bulletin de la Société de la Faculté de
Médecine de Paris, N.º IV, 1813.

remède agit ; les officiers de santé instruits ,
auxquels le soin de la santé des troupes est
confié , l'apprécieront par eux-mêmes. On dira
seulement que des recherches , continuées assi-
dûment pendant plusieurs années , n'ont pas fait
connaître qu'un seul des malades qui avaient été
guéris de la gale selon ce procédé eût éprouvé ,
pendant son usage ou après , des incommo-
dités réelles qu'on pût lui attribuer, ou qu'ils
eussent offert des récidives de la maladie.

Il est donc évident que ces bains ne la réper-
cutent pas, mais qu'ils en détruisent la cause ,
soit par leur action directe sur la peau , soit par
leur action générale , qui est incontestable. Un
de leurs effets ordinaires est d'augmenter l'ap-
pétit et les forces, et de donner un air de
bonne santé remarquable à ceux qui en font
usage.

On peut assurer, d'après des observations
nombreuses , qu'il s'en faut beaucoup que la
gale soit la seule maladie à laquelle les bains
chauds , préparés simplement avec de grandes
doses de sulfure de potasse , sont très-appro-
priés ; qu'ils ont une fort grande efficacité
dans le traitement de la plupart des dartres ,
des maladies lymphatiques , des rhumatismes
et des catarhes chroniques , etc., maladies dont
les militaires sont si souvent atteints.

Il faut pourtant remarquer, et cette réflexion ne peut échapper à aucun des médecins attentifs, qu'on doit administrer ces bains avec discernement. Il faut nécessairement modifier dans certains cas, leur température, leur durée, leur étendue, leur fréquence, et même la dose du sulfure qu'on y ajoute, selon l'état particulier des malades. On ne saurait en faire usage pour les personnes dont la constitution ou l'état de maladie s'opposerait à l'emploi de bains chauds. Mais il est certain que, sur cinquante galeux pris au hasard dans les hôpitaux militaires ou civils, il ne s'en trouvait ordinairement que deux ou trois auxquels le traitement n'était pas applicable.

De l'emploi du traitement pour les militaires.

La guérison de la gale, de cette manière, demande beaucoup moins de temps que par les moyens les plus universellement adoptés.

Le sulfure de potasse n'est pas cher. Celui qu'on prépare à la pharmacie centrale des hôpitaux civils de Paris, n'est évalué qu'à trois francs trois centimes le kilogramme (2 livres.)

En réunissant plusieurs individus dans de grandes baignoires, comme on le pratique à l'hôpital des Enfans, et dans quelques établissemens consacrés aux adultes, on peut diminuer considérablement la consommation du sulfure de potasse et celle de l'eau, où il doit toujours être ajouté dans la proportion déterminée d'un gramme (20 grains) par litre ; on n'emploie ainsi qu'un hectogramme (3 onces) de cette substance, et même moins, par chaque personne adulte. Je suis aussi informé qu'on a fait servir la même eau sulfureuse successivement pour plusieurs bains, sans qu'il en résulta aucun inconvénient pour les malades.

Il est facile d'administrer le traitement dont il s'agit, dans tous les hôpitaux destinés aux galeux, car les bains simples faisant presque toujours partie des méthodes en usage contre cette maladie, le service des hôpitaux est établi en conséquence.

Ne peut-on pas faire aisément, dans les casernes, les dispositions convenables pour que les soldats attaqués de gale y soient traités par le même moyen, sous la direction des chirurgiens-majors des régimens ?

Et même, dans les cantonnemens, n'est-il pas souvent très-possible de se procurer des cuves ou des cuviers, des tonneaux, ou de grands baquets et de l'eau en quantité suffisante pour baigner les militaires ?

Un avantage réel attaché à cette méthode, c'est qu'il n'y a rien de plus facile que de s'assurer de l'administration exacte des bains, tandis qu'il n'en est pas de même avec les lotions et les frictions : quelque surveillance qu'on exerce, il arrive inévitablement, par différentes causes, que les malades ne mettent pas l'exactitude nécessaire dans l'emploi des remèdes qu'on leur prescrit ainsi ; ce qui nuit à l'effet curatif et retarde au moins la guérison.

D'ailleurs les bains sulfureux exercent presque toujours sur toute l'économie une influence très salutaire qu'on ne voit guère résulter de l'usage des différentes frictions et lotions antipsoriques ; pas même des lotions faites avec des solutions de sulfure de potasse, qui, selon ce que j'ai observé, n'agissent que faiblement sur la gale, si elles contiennent peu de sulfure, et causent des boutons rouges sur la peau et une inflammation douloureuse aux endroits excoriés, quand on les emploie assez concentrées et assez souvent répétées pour qu'elles aient une efficacité marquée contre la maladie.

De la préparation des bains.

Il convient de les composer avec du sulfure de potasse concret, bien préparé, qui se dissolve entièrement dans l'eau, d'un jaune-verdâtre à sa surface, d'un jaune-rouge-foncé en dedans, dont la cassure soit vitreuse, et qui répande, étant exposé à l'air, l'odeur d'hydrogène sulfuré.

On peut se procurer facilement ce sulfure, les pharmaciens savent qu'il se fait avec un mélange de deux parties de soufre et de trois parties de carbonate de potasse qu'on expose à l'action du feu, sur un bain de sable, dans un vase de grès couvert, auquel on laisse une petite ouverture ; que le mélange doit être agité de temps en temps, jusqu'à ce que la combinaison soit parfaite, ce qui demande environ quatre heures ; qu'ensuite on coule le sulfure et qu'on le casse dès qu'il est refroidi, pour le conserver dans des vaisseaux fermés.

L'eau de rivière est celle qui mérite la préférence pour ces bains ; cependant, toutes les fois qu'on a employé d'autres eaux, il n'y a pas eu de différence marquée dans leurs effets médicinaux. On se servait d'eau de puits à l'hôpital militaire de Paris, où ils ont réussi complètement (1).

Il faut, comme on sait, les donner, autant qu'il est possible, dans des baignoires de bois ; on pourrait aussi faire construire des baignoires en maçonnerie, dans les établissemens sé-

_____

(1) *Voyez* la thèse soutenue par M. *Hemelot*, à la Faculté de Médecine de Paris, le 13 mai 1813, intitulée : *Recherches sur la Gale et son traitement*, etc., p. 48.

dentaires ; dans tous les cas il est indispensable de s'assurer de leur capacité, pour déterminer exactement la quantité de sulfure qui doit être ajoutée dans l'eau, d'après la proportion indiquée.

De trop petites doses de cette substance rendent les bains peu efficaces : avec de trop grandes doses, la peau devient rude, sèche, écailleuse, au lieu d'être molle et lisse, comme il arrive quand la proportion du médicament est telle qu'elle doit être ; et même la peau se couvre de pustules qui sont quelquefois blanches, le plus souvent rougeâtres, et évidemment causées par l'irritation que détermine sur cet organe la trop grande énergie du moyen employé. L'apparition de ces pustules absolument étrangères à la maladie, est un défaut réel attaché à quelques-uns des remèdes qu'on a le plus vantés comme antipsoriques. Les bains sulfureux préparés convenablement ne produisent rien de semblable.

Il sera utile de prévenir les malades de ne pas se frotter la peau avec les morceaux de sulfure concret qu'ils pourraient trouver non dissous dans l'eau ; des soldats qui s'étaient avisés de se frictionner ainsi pour se guérir plus vite, se sont causés des inflammations érysipélateuses aux poignets.

Il ne convient nullement d'ajouter un acide dans les bains dont il s'agit, quoiqu'on soit généralement dans l'usage d'en mêler dans les bains sulfureux ; l'expérience a démontré que ceux-ci agissent assez bien sans cette addition, qui paraît d'ailleurs avoir quelques désavantages, entre autres celui d'accélérer et d'augmenter la formation du gaz hydrogène sulfuré, au point d'incommoder quelquefois les malades.

Sous le rapport médical, il est, sans doute, à-peu-près indifférent d'employer soit le sulfure solide, soit le sulfure hydrogéné à l'état liquide, pourvu qu'on règle les doses de celui-ci, suivant son degré connu de concentration, d'après le principe établi précédemment pour le premier. Le sulfure solide est cependant préférable, à quelques égards ; son usage est plus commode et plus sûr, son volume étant moindre et sa composition moins variable, ou du moins plus facile à reconnaître.

Il n'a été question, dans cette notice, que de l'emploi du sulfure de potasse, pour la préparation des bains destinés à guérir la gale ; la grande utilité de ce sulfure, dans ce cas, se trouvant démontrée, de la manière la plus incontestable, par les applications extrêmement multipliées qui en ont été faites.

Mais j'ai maintenant assez expérimenté que le sulfure de chaux et le sulfure de soude agissent à-peu-près comme le sulfure de potasse, étant administrés de la même manière dans les affections psoriques, pour assurer qu'on peut, au besoin, le remplacer par l'un d'eux. En les ajoutant aux mêmes doses dans les bains, ils procurent la guérison de ces affections presqu'aussi sûrement et aussi promptement ; ce qui augmente les moyens de traitement, et permet de les varier avantageusement selon les circonstances, le sulfure de chaux est d'un prix fort modique.

J'apprends que dans plusieurs hôpitaux de Paris on a souvent eu recours, cette année, à ces bains sulfureux, pour terminer la guérison de gales qui avaient résisté à d'autres méthodes de traitement ; tandis qu'on n'a pas été obligé de chercher d'autres procédés pour achever de guérir celles pour lesquelles on avait employé uniquement le moyen proposé.

Aujourd'hui il ne serait d'aucune importance d'offrir simplement quelques remèdes de plus pour la gale ; on en possède déjà une multitude dont on n'est pas entièrement satisfait : les bains composés avec le sulfure seul et à grande dose, paraissent réunir les conditions qu'on désire dans ces remèdes ; efficacité

prompte contre la maladie, sûreté pour la
santé, absence de mauvais effets sur la peau,
simplicité, commodité, propreté, économie.
Les praticiens pourront s'en assurer facilement
par leurs propres observations.

Imprimerie de MIGNERET, Imprimeur du Journal de
Médecine, rue du Dragon, F. S. G., N.º 20.

EXPOSÉ

DES EFFETS

DU TRAITEMENT

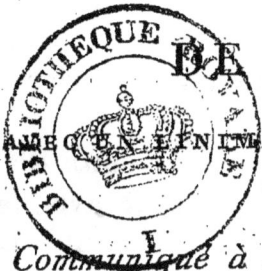

DE LA GALE

AVEC LE LINIMENT SAVONNEUX HYDRO-
SULFURÉ,

Communiqué à la Société de la Faculté ;
par M. JADELOT.

J'AI présenté, l'année dernière, les résultats obtenus à l'hôpital des Enfans, en traitant la gale seulement avec le sulfure de potasse administré en bains.

Il paraît que les conditions avantageuses de ce mode de traitement, ont été unanimement reconnues par les médecins éclairés et sans prévention. Il en est beaucoup qui n'ont pas hésité à l'adopter soit pour les particuliers, soit dans les hôpitaux, dans les hospices et dans les prisons où il est employé sans difficulté, et avec un grand effet, contre les affections psoriques qui y sont comme permanentes et souvent si difficiles à déraciner.

Cependant, tout en convenant de l'efficacité de ce moyen, on a objecté qu'il manquait de quelques-unes des qualités essentielles à un remède anti-psorique, pour qu'il soit d'une utilité générale ; on a pensé que ce qui s'opposerait à ce que celui-ci devînt usuel dans toutes les circonstances, c'est qu'on n'a pas toujours la possibilité de procurer des bains aux galeux, par exemple à certains ouvriers, aux militaires en campagne.

Sans examiner jusqu'à quel point cette difficulté est réelle, j'ai fait composer avec le sulfure de potasse, dont la propriété contre la gale avait été bien constatée dans l'hôpital des Enfans par son emploi en bains, différentes préparations particulières propres à être appliquées par frictions ou par lotions sur la peau.

J'ai donné à ces préparations des excipiens savonneux, de préférence aux excipiens graisseux ou aqueux qu'on met ordinairement en usage pour les médicamens destinés à l'usage extérieur. Ce qui a déterminé ce choix, c'est que, comme il résulte des essais que j'ai tentés, que l'action du savon sur la peau suffit seule dans bien des cas pour guérir la gale, il était évident que l'addition d'un savon dans des compositions dont le sulfure fait la base, ne pouvait qu'accroître la propriété reconnue de celui-ci.

Les effets de l'une des préparations que j'ai mise en usage, et qui peut être désignée sous le nom de *liniment savonneux hydro-sulfuré*, m'ont paru mériter particulièrement d'occuper l'attention.

Voici la composition de ce liniment :

Sulfure de potasse.. . . . . . . Six onces.
(ij hectogr.)
Savon blanc de commerce. . . Deux livres.
(j kilogr.)
Huile de pavot . . . . Quatre livres.
(ij kilogr.)
Huile volatile de thym . . . Deux gros.
(viij gramm.)

On pile le sulfure de potasse dans un mortier de fer légèrement chauffé ; on le passe de suite au tamis, et on l'enferme, pulvérisé, dans un flacon bien sec et bien bouché. Ou bien l'on fait dissoudre le sulfure de potasse dans le tiers de son poids d'eau, qu'on y ajoute douze heures avant de composer le liniment.

On râpe le savon, et on le fait fondre, au bain-marie, dans une marmite de terre, en l'agitant avec un pilon de bois. On y ajoute la moitié de l'huile de pavot, peu-à-peu, en triturant, et laissant la marmite dans le bain-marie.

On met ensuite, dans un mortier de marbre, le sulfure de potasse pulvérisé, ou dissous dans le tiers de son poids d'eau. On y ajoute, peu-à-peu, le mélange d'huile et de savon qui était dans la marmite , en commençant par une très-petite portion de ce mélange, avec laquelle on triture fortement le sulfure de potasse. On continue de triturer , jusqu'à ce qu'il ne reste plus de grumeaux de savon. On mêle ensuite exactement la dernière moitié de l'huile de pavot et l'huile volatile de thym.

On peut préparer six kilogrammes et plus de ce liniment, en une fois. Il doit être conservé dans un vaisseau fermé. Sa couleur est verdâtre, et devient blanche par le contact de l'air ; sa consistance est à-peu-près la même que celle du cérat. L'odeur de gaz hydrogène sulfuré y est entièrement détruite par celle de l'huile volatile qu'on n'ajoute que pour cet effet.

On peut substituer dans cette composition , le savon amygdalin et l'huile d'amandes , au savon du commerce et à l'huile de pavot et pulper le mélange. Ce *liniment amygdalin hydro-sulfuré* a sur la peau une action encore plus douce que le précédent.

Pour appliquer ces préparations au traitement de la gale , on en étend légèrement deux fois par jour, en se levant et en se couchant, la dose d'une once (3 décagrammes) environ, sur les différentes parties du corps, spécialement sur celles où il y a des boutons de gale.

Quand la peau s'irrite et se gerce aisément , il faut avoir soin qu'il ne s'amasse pas de portions du liniment qui séjournent au pli du coude, sous les aisselles, aux aines , et on fait laver

la peau une fois chaque jour, avec de l'eau
tiède.

Si la gale est simple, il est absolument inu-
tile d'employer d'autres remèdes externes ou
internes avec celui-ci, quelle que soit l'an-
cienneté de la maladie, son espèce, et la quantité des boutons ou pustules : elle se guérit
ordinairement ainsi en moins de huit jours,
souvent en quatre jours, quelquefois plus vîte,
et il n'en résulte aucun mauvais effet pour la
santé. Sur douze petites filles affectées de la
gale depuis un temps plus ou moins long, et
prises au hasard, dans l'hôpital des Enfans,
chez quatre d'entr'elles le traitement a duré
huit jours; chez deux autres, sept; chez quatre, six; et enfin cinq et trois jours, pour les
deux dernières; de sorte que la durée moyenne
du traitement a été de six jours et demi. Depuis plus de six mois que je pratique ce traitement à l'hôpital des Enfans, je ne me suis pas
aperçu qu'il ait été suivi de récidives de gale.

Une seule friction suffit pour diminuer les
démangeaisons ou le prurit, au point de per-
mettre aux malades de goûter le repos et le
sommeil, quand ils en étaient privés aupara-
vant : dès le second jour, les boutons s'affais-
sent; ils s'ouvrent, ensuite ils s'effacent et
disparaissent plus ou moins rapidement. De
légères démangeaisons se font ordinairement
sentir encore pendant un ou deux jours, après
que les boutons sont passés, et il est utile de

continuer les frictions, jusqu'à ce qu'il n'y ait plus de démangeaisons.

Il se forme quelquefois, pendant l'usage de moyen, des furoncles plus ou moins gros sur différentes parties du corps, comme par la plupart des autres traitemens de la gale; ils s'ouvrent et se guérissent très-vîte.

J'ai guéri, suivant cette méthode, beaucoup d'enfans dans l'hôpital auquel je suis attaché, et des adultes parmi ceux qui viennent chaque jour aux consultations qu'on donne dans cet hôpital; plusieurs médecins et chirurgiens auxquels je l'ai indiquée, l'ont employée avec le même succès dans les hôpitaux militaires et civils, et dans leur pratique particulière.

Les qualités utiles de ce procédé curatif paraissent consister, 1.º en ce que le liniment savonneux hydro-sulfuré exerce sur la peau une action qui n'est accompagnée ni de cuissons, ni de picotemens, et qui ne détermine aucune éruption de pustules étrangères à la gale; celles qui paraissent quelquefoispendant son usage, étant manifestement psoriques.

2.º Cette composition avec addition d'une huile volatile n'exhale pas l'odeur insupportable, pour les malades, qu'ont tous les mélanges gras quand ils sont échauffés par la chaleur de la peau, et les préparations hydro - sulfurées avec un excipient aqueux.

3.º Loin de gâter le linge, de le noircir et de

le détériorer, comme il arrive avec les onguens et avec certaines lotions, le liniment ne l'altère en rien, et le rend, par sa qualité savonneuse, très-facile à blanchir.

4.º Sa préparation, quoique comprenant plusieurs opérations, est facile; les substances qu'il contient sont sans aucun danger, et on se les procure à un prix fort modique.

5.º Il est certain qu'on peut conserver long-temps ce liniment sans que le sulfure s'y altère sensiblement; et on le donne tout composé aux malades, ce qui les met à l'abri des inexactitudes et des erreurs dans les proportions des substances qui le forment.

Ce mode de traitement de la gale, facile et très-peu dispendieux, se trouve à la portée des personnes de tout âge, de toutes les professions et dans toutes les situations; il ne nécessite aucune interruption dans les occupations habituelles.

Le même moyen est aussi appliqué avec succès au traitement de la teigne et de quelques espèces de dartres.

Extrait d'un Rapport sur les procédés nouveaux pour le traitement de la gale, proposés par M. Jadelot, et mis en usage à l'hôpital militaire de l'Oursine; par MM. Genouville et Delaporte, chirurgiens attachés à cet hôpital.

Ce rapport a été adressé à M. le Baron

Percy, inspecteur-général du service de santé, qui les a communiqués à la Société de la Faculté.

Les procédés qui sont principalement recommandés par M. *Jadelot*, sont, comme on l'a vu dans le Bulletin de la Société, des bains de sulfure de potasse, et un liniment savonneux hydro-sulfuré ; les succès multipliés qu'on a déja obtenus par ces deux moyens, sont maintenant bien connus, et sont de nouveau constatés par le rapport de M. *Genouville*; mais le liniment a sur-tout le précieux avantage de ne point exiger les bains qui sont nécessaires dans tous les autres traitemens, et de ne point tacher les linges comme le fait la solution de soufre et d'hydrogène sulfuré; c'est, au contraire, comme l'ont prouvé les expériences faites par l'économe de l'hôpital de l'Oursine, une espèce de savon naturel qui facilite beaucoup le blanchiment.

Le rapport de M. *Genouville* est terminé par quelques réflexions de M. *Delaporte*, sur la nécessité d'apporter la plus grande attention à modérer en général toutes les espèces de frictions, suivant le degré de sensibilité de la peau, et à bien distinguer les éruptions qui sont souvent l'effet même du traitement, d'avec les véritables éruptions psoriques.

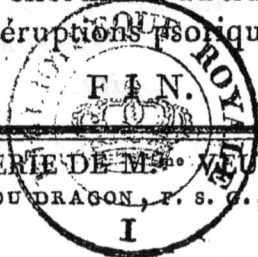

FIN.

DE L'IMPRIMERIE DE Mme VEUVE MIGNERET, RUE DU DRAGON, F. S. G., N.° 20.

I